Te 462

LE TRÉSOR

DE

LA MAISON

OU

L'UTILITÉ DES FAMILLES

PAR

LESTANG

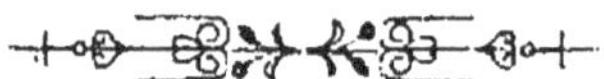

PARIS

TYPOGRAPHIE MORRIS ET Cⁱᵉ

64, RUE AMELOT

1865

LE TRÉSOR DE LA MAISON

LE TRÉSOR

DE

LA MAISON

OU

L'UTILITÉ DES FAMILLES

PAR

LESTANG

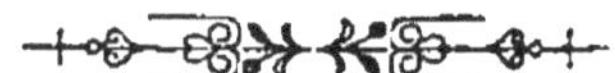

PARIS

TYPOGRAPHIE MORRIS ET Cie

64, RUE AMELOT

—

1865

LE
TRÉSOR DE LA MAISON

ou

L'UTILITÉ DES FAMILLES

Constipation

Pour les enfants comme pour les grandes personnes, quand ils ne peuvent pas aller à la selle, prendre un lavement avec de l'eau de savon blanc, faites-leur boire un demi-verre d'huile d'olive; pour les enfants moyens, faites-leur-en boire une cuillère à bouche, et, pour les petits enfants, une cuillère à café. Cette recette sauve beaucoup de personnes et leur rend une parfaite santé.

Hémorrhagie

L'argentine s'emploie habituellement pour l'hémorrhagie du nez. En prendre une pincée de feuilles, les appliquer sur le front en infusion. L'infusion de cette plante est bonne pour le crachement de sang. Comme tisane, cette plante s'emploie en décoction de 20 grammes pour un litre d'eau.

Bourrache

La décoction de bourrache s'emploie dans les fièvres ardentes et bilieuses; on l'emploie aussi en infusion dans la rougeole, la scarlatine et les rhumes de cerveau. En décoction, 12 à 16 grammes pour un litre d'eau; en infusion, 8 grammes pour un litre d'eau.

Pêcher

Les feuilles et les fleurs de cette plante sont utiles à titre de purgatif, et la seconde écorce, infusée dans du vin blanc, sert à couper les fièvres. Le sirop de cette fleur est un purgatif pour les enfants qui ont la poitrine chargée de glaires. Infusion, de 15 à 30 grammes par demi-litre d'eau.

Poireaux

Le poireau est bon contre les irritations de poitrine; il est calmant et adoucissant pris en lavement; il a la même vertu contre les douleurs de reins et des entrailles par suite de fatigue.

Ronce

Les feuilles et les tiges tendres de la ronce sont douées de la propriété astringente pour guérir les maux de gorge. On les emploie en décoction et sous forme de gargarisme, auxquels on ajoute un peu de miel rosa, et quelquefois en tisane pour la diarrhée.

Pour la surdité

Prenez une once de moelle de pieds de choux et une once de vin clairet, mêlez le tout ensemble; faites chauffer cette liqueur, et vous en imbiberez du coton, que vous mettrez dans les oreilles.

Pour l'asthme

Prendre fleurs et feuilles de pas-d'âne, les faire bien sécher, et en fumer dans une pipe comme du tabac.

Pour les dartres farineuses

Il faut prendre des feuilles de lis et quelques grains de sel, mâcher tous les matins à jeun et en frotter les dartres.

Pour les abcès

Prendre un sou de savon et deux sous de crème, faire fondre le tout dans un petit pot neuf, en graisser un linge et le mettre dessus.

Pour les coups et les chutes

Prenez une poignée de verveine et pilez la avec une poignée de sel et trois blancs d'œufs, faites-en un emplâtre et appliquez-le sur le mal, et en boire quelque infusion.

Points de côtés

Prendre de la verveine coupée par petits morceaux, comme du persil, prendre ensuite du son de blé, prendre du vinaigre, le tout mêlé ensemble, le faire frire dans la poêle comme une omelette, et l'appliquer sur le point de côté le plus chaud possible, et l'on est guéri.

Engelures et crevasses

Faites brûler un morceau de bois de genêts, et, avec le jus qui sort des deux bouts, mettez-en sur la partie crevassée.

Pour les coupures

Prenez des vers de terre, écrasez-les dans un plat avec un peu de sel et dix gouttes d'essence de térébenthine, appliquez dessus les coupures.

Rhumes

Un régime doux, prendre du lierre terrestre, le faire bouillir dans du lait, et en faire boire soir et matin.

Diarrhée et Dyssenterie

Dans ce cas, mettez-vous à la tisane de riz ou de chiendent, à une légère diète, à l'usage de quelques lavements de mauve. La diarrhée est souvent comme le rhume, il ne faut pas trop la négliger ; chez les enfants surtout elle devient une condition souvent nécessaire.

Jaunisse

Vous obtenez de bons résultats en appliquant quelques sangsues à l'anus. La tisane de riz, de chien dent, de mauve, de bouillon blanc, et enfin quelques purgatifs légers, comme 60 grammes de bouillon dans un verre d'eau sucrée, et pris par demi-verre le matin de quart d'heure en quart d'heure. On y joindra les distractions, les promenades à la campagne, un régime doux ; ces moyens simples réussissent ordinairement.

1.

Pour les vers des enfants

Prenez une gousse d'ail, coupez-la par petits morceaux, mettez-les tremper dans un verre de lait, du
soir au matin, et en faire prendre à l'enfant à jeun.

Gale de tête des enfants

Prenez un quart de beurre frais, faites-le roussir
dans une poêle; prenez trois jaunes d'œufs durcis,
formez-en une pommade; frottez-en la tête de l'enfant soir et matin.

Cors aux pieds et durillons

Il faut prendre de l'écorce de noyer lorsqu'elle est
bien verte, et en extraire le jus, couper la superficie
du cor et appliquer le jus dessus.

Pour la teigne

Prenez deux onces de soufre pulvérisé, 5 onces de
graisse de saindoux, mettez tout ensemble; faites-en
un onguent et frottez-en la tête de l'enfant pendant
huit jours, une fois par jour; laissez la tête sans y

toucher pendant cinq jours, et lavez-la ensuite pendant trois jours avec du vinaigre sucré.

Pour les coliques

Prenez des fleurs de camomille romaine (une pincée); faites bouillir de l'huile d'olive (un demi-verre); lorsqu'elle bouillira, jetez les fleurs dedans, retirez-la de dessus le feu; prenez-en une cuiller à café.

Pour le temps critiques des dames

Prendre une bouteille d'eau de Vichy, ajouter dedans cinq sous de safran gatinais, une pincée graine de genièvre et une pincée de scapulaire; laisser infuser le tout ensemble pendant quarante-huit heures, et en prendre un petit verre tous les matins à jeun.

Piqûres d'insectes venimeux

Prendre de l'alcali volatil, en verser quelques gouttes sur la piqûre, et frottez-la bien; prendre un verre d'eau sucrée; mettre deux gouttes d'alcali dedans et le boire; faire le même traitement de demi-heure en demi-heure pendant trois heures, ce qui forme six verres.

Scorbut, mal de gencives

Prenez de la sauge (une pincée), faites-la bouillir dans du vin blanc ; joignez-y une cuillerée de miel, et gargarisez-vous-en la bouche plusieurs fois par jour.

Tumeurs et mal au sein

Prendre une bonne poignée de seneçon, le faire cuire dans le beurre frais, en faire un cataplasme et le mettre dessus.

Hémorrhagie ou perte de sang

Les saignements de nez sont les plus communs ; ne vous pressez pas d'en arrêter le cours, car c'est souvent un bénéfice de nature, et vous êtes heureux d'être si bien conditionné ; si cependant le malade avait perdu trop de sang et que sa vie fût en danger, alors appliquez des compresses de vinaigre sur les tempes, sur le bas-ventre ; faites allonger les pieds dans de l'eau chaude ; donnez quelques cuillerées de limonade froide ; si ces moyens ne réussissent pas, appelez le medin, car lui seul est apte dans cette dernière extrémité.

Plaies

Les plaies simples guérissent sans grand secours : chacun peut être son médecin ; mais les plaies profondes réclament impérieusement les ressources d'un chirurgien ; les contusions légères se guérissent quand les parties ne sont pas désorganisées : à l'eau salée, à l'eau-de-vie camphrée, à l'eau de savon, et même à l'eau fraîche. Un cataplasme, cependant, de farine de lin m'a toujours paru préférable, et c'est mon remède favori.

Panaris

Les causes de ce mal sont la piqûre d'une aiguille, la compression des mains par des corps durs. Prendre un oignon de lis, le faire cuire et l'écraser avec du levain de pain, en faire une emplâtre et l'appliquer dessus. Mais, je vous le répète, il faut s'y prendre de bonne heure. Il y a une autre espèce de panaris qui vient quelquefois près de l'ongle et au-dessus ; on l'appelle *tourniolé* ; celui-là n'est rien : un peu de cérat, un peu de pomme cuite le guérit.

Gale

On a proposé mille moyens pour guérir la gale, et voici les plus simples : Se frotter légèrement.

matin et soir sur toutes les articulations, avec de la pommade de suie verte, d'huile d'olive, un demi-kilogramme de soufre, 100 grammes de brique pilée passée au tamis, poivre : deux fortes pincées. On continue avec ce traitement, matin et soir, pendant huit ou dix jours ; régime doux, un bain tous les deux jours ; garder les mêmes effets.

Autre recette pour la gale

Urinez dans une bouteille, mettez-y deux poignées de sel ; laissez infuser pendant vingt-quatre heures. Frictionnez-vous, soir et matin, principalement dans les jointures, pendant quatre ou cinq jours. Changez d'effets, la gale est partie.

Arrêter un panaris

N'importe quelle douleur, soit pour piqûres ou pour écorchures, lorsque vous entendrez le battement du doigt à n'importe la place qui vous fera mal, le plus simple moyen pour l'arrêter, cassez un œuf, prenez la petite peau de la coquille et appliquez-la sur le mal ; les panaris les plus terribles se trouvent arrêtés.

Remède pour les humeurs froides

Faites bouillir des feuilles de noyer, retirez-les de

l'eau, joignez-y une demi-livre de miel dans un litre et demi d'eau, et frottez-en la partie affectée pendant huit ou dix jours ; prenez un morceau de plomb, aplatissez-le et appliquez-le sur la partie malade ; ce remède est très-bon.

Cors aux pieds et durillons

Le matin, prendre un bain de pied chaud pendant une heure, se sécher les pieds et les frictionner avec une brosse à friction et un morceau de flanelle. Le soir, prendre un bain fait avec une décoction d'herbes aromatiques ; restez-y une heure, coupez de l'écorce de tête de pavots ; continuez pendant six à sept jours. On peut encore ajouter un demi-verre d'eau-de-vie ou d'esprit-de-vin. Avec cette recette, vous êtes radicalement guéri ; agissez de même pour les durillons.

Sirops préparés à chaud et sans clarification

Il n'y a guère que deux exemples de ces sirops, ceux d'orgeat et de pistache, préparés avec des ébullitions d'amandes ou de pistaches. Ils présentent, comme on le sait, un aspect trouble et blanchâtre ; leur préparation consiste, après la première ébullition, soit d'amandes, soit de pistaches, d'y faire dissoudre, dans les proportions ordinaires, du sucre au bain-marie. L'ébullition opérée, on l'abandonne à elle-même après quelques heures de repos. Il se forme à sa surface une pellicule d'une portion du mucilage que l'alun a comme coagulé, on l'enlève ou on la délaye dans de l'eau de fleurs d'oranger, qui sert d'aromate à ce sirop; tamisez ensuite; on conserve ce sirop à la cave.

Huile de millepertuis

Bonne pour les boutons de la peau.

Huile de camomille

Bonne pour les coliques. Il suffit de monder ces plantes lorsqu'elles sont récentes, de les introduire dans une cruche, de faire chauffer de l'huile d'olive la meilleure pour ces opérations, et de la verser sur les fleurs préparées, comme il vient d'être dit; après quelques semaines de macération, on sépare les fleurs par les moyens de l'expression. On laisse déposer ser l'huile, on décante et l'on filtre. On est dans l'usage de colorer en rouge l'huile rosat et l'huile de millepertuis avec la racine d'or canette. Cette couleur artificielle n'ajoute rien à leur propriété médicinale.

Boisson rafraîchissante.

Une livre de pommes sûres, demi-graine genièvre, un quart de raisin dans vingt litres d'eau, le tout macéré pendant cinq jours; ajoutez-y 2 sous de cassonade, filtrez, mettez en bouteille, vous aurez une boisson piquante et d'une saveur agréable.

Ver solitaire.

Voici comment il faut se conduire en pareil cas :

Quand quelques portions de ce ver ont été rendues, il est facile de le reconnaître par sa ressemblance avec un long ruban, prenez 60 grammes d'écorce de racine de grenadier sauvage dans un litre d'eau; on laisse réduire à moitié, puis on prend un biscuit un quart d'heure avant de boire la tisane. Cette dose répétée trois fois de demi-heure en demi-heure, ou même en un quart d'heure de distance pour les grandes personnes, est efficace. Pour les enfants, la moitié de cette recette suffit. Le vert sort quelquefois seulement après la troisième fois. Si on n'obtenait pas son expulsion, on attendrait que le malade en rendît de nouveau, et on recommencerait. (*Infaillible.*) Aussitôt le biscuit pris, le ver le mangeant, prendre instantanément la tisane, et le ver est détruit.

Huile médicinale.

Les huiles médicinales se préparent par infusions et décoctions, et quelquefois par macération, celles préparées au moyen des infusions d'huile rosa.

Maux d'estomac.

Prenez des fleurs de romarin; à défaut des fleurs, prenez des feuilles, ajoutez-y autant de marjolaine avec une chopine de bon vin, girofle et gingembre, chacun 25 grammes. Concassez le tout, ayez soin de bien boucher la fiole, que l'air n'y pénètre pas, prenez-en une cuillerée à bouche. (*Excellent.*)

Sirop de capillaire.

Prenez une demi-livre, ou davantage, de fleur de capillaire, une livre de cassonade ou sucre fin, pilez le tout dans un mortier de marbre pendant un quart d'heure, mettez-le dans un pot de terre, dans une chopine d'eau; démêlez quatre onces de capillaire avec un blanc d'œuf, battez le tout ensemble sur le feu jusqu'à consistance de sirop que vous conservez pour le besoin.

Extrait de genièvre pour les pesanteurs d'estomac.

L'extrait de genièvre est excellent. En voici la préparation : Prenez où vous voudrez des graines de genièvre, pilez-les bien au mortier de marbre, mettez-les ensuite dans une poêle, et versez dessus de l'eau que vous faites bouillir de telle sorte que les graines surnagent pendant une demi-heure. Ayez un morceau de toile neuve avec lequel vous coulerez cette décoction, vous la pressurez et la mettez dans la même poêle sur le feu pour faire évaporer l'inutile jusqu'à ce que le marc ait acquis la réduction désirable. En prendre de la grosseur d'un pois le matin à jeun, et n'en prendre que trois heures après.

Contusions.

Prenez de l'huile rosat et du vin parties égales, faites-les bouillir ensemble, imbibez-en la partie contusionnée, prenez ensuite de la cire jaune, jetez-la dans l'eau bouillante pour la ramollir, l'étendre sur un linge et l'appliquer sur le mal.

Clous.

Prenez de la mie de pain bis que vous ferez bouillir avec du lait jusqu'à ce qu'elle soit bouillie, mêlez y de l'onguent rosat. Appliquez sur le mal avec du linge ou de la charpie.

Bouillon rafraîchissant.

Prenez une rouelle de veau que vous coupez par tranches, de la laitue, du pourpier, de la bourrache, de la buglose, du cerfeuil, le tout lavé et haché grossièrement; mettez le tout dans un pot de terre ou d'étain bien bouché, faire bouillir trois quarts d'heure au bain marie, laissez refroidir, passez dans un linge. En boire pendant sept à huit jours.

Brûlures.

Prenez de la cire vierge, faites-la fondre, prenez de l'huile d'olive, trois jaunes d'œufs, vous en faites un onguent, et vous l'appliquez sur la brûlure le plus promptement possible.

Élixir de longue vie, bon pour l'âge critique.

Prenez deux litres de bonne eau-de-vie, neuf gros d'aloès, deux gros de safran, deux gros de rhubarbe, un gros d'oignon blanc, six gros de thériaque de Venise, deux gros de gentiane, un gros de cinnamome, et une once de sucre candi pulvérisé ou de sucre en poudre; mélangez bien le tout et passez-le à travers une chausse de laine. En prendre un petit verre le matin à jeun.

Conservation des dents, blanchir et affermir les gencives.

Prenez quatre onces d'esprit de gayac que l'on pré-
pare soi-même en laissant infuser pendant quatre jours,
une once de gayac, dont quatre onces d'esprit de zinc,
gros comme une noisette, benjoin, huit gouttes d'essence de coqueléria, huit de menthe, dix de romarin.
On met quatre à cinq gouttes dans un demi-verre
d'eau avec lequel on se rince la bouche matin et
soir.

Eau vulnéraire pour les coups et chutes

Faites infuser dans six pintes d'esprit de vin à
16 degrés une poignée de feuilles petite sauge, d'absinthe, fenouil, thym, romarin, marjolaine, basilic,
fleurs de lavande, sirop de rue, de verveine et de ser-
polet; au bout de quinze jours, filtrez au noir
d'ivoire.

Purgations

Prendre de la deuxième écorce de sureau une pincée
ordinaire, la faire infuser dans deux verres de vin
blanc, et en prendre un verre le matin à jeun. Une
demi-heure après, prendre une tasse de thé léger.

Vinaigre des quatre-voleurs pour les maux de tête

Faire infuser dans quatre pintes de vinaigre blanc
après avoir concassé les drogues et coupé les plantes

de la menthe, du romarin, de la rue, de la grande et petite absinthe, de la sauge, une demi-once de chacun; y ajouter deux onces de fleurs de lavande sèche, girofle, muscade et camomille, deux gros et demi chaque. On fait infuser tous ces ingrédients pendant trois mois dans une cruche bien bouchée, ensuite on décante la liqueur en exprimant le marc, on la filtre en noir d'ivoire et on y ajoute une once de camphre dissous dans de l'esprit de vin. On en prend quelques gouttes dans le creux de la main, que l'on respire.

Poudre dentifrice

Prenez une once de pierre ponce pilée et tamisée, six gros de corail rouge préparé, six gros de sang-de-dragon, quatre gros de clous de girofle, quatre gros de camphre, deux gros de poudre de rose, une demi-once de cochenille, le tout bien pilé ensemble et passé au tamis.

Cérat à la rose pour lèvres

Prenez deux onces d'huile d'olive ou d'amandes douces, une demi-once de cire blanche, une demi-once d'eau de rose, mettez le tout dans un vase contenant de l'eau bouillante avec la cire, que vous couperez par petits morceaux ; lorsqu'elle sera fondue, vous la retirerez et ajouterez l'huile peu à peu, en remuant avec un pilon jusqu'à ce qu'elle soit refroidie, et vous agirez de même en versant l'eau de rose, valant infiniment mieux. Si vous voulez l'avoir rose, vous broyez un peu de carmin avec l'huile de la recette.

Pour couper les fièvres

Prendre une cuillerée de fleurs de seigle et la faire infuser dans une bouteille de vin blanc, en prendre un verre avant la venue de la fièvre.

Pommade pour les cheveux.

Prenez une once de moelle de bœuf, deux onces de graisse de poule, une demi-once de miel. Faire fondre le tout dans un pot jusqu'à parfaite consistance.

Eau pour rendre la bouche saine et enlever la mauvaise haleine.

Faites dissoudre, dans une pinte d'esprit de vin à 23 degrés, une demi-once de gomme arabique, benjoin, et d'encens après la dissolution ; vous ajoutez muscade, girofle, iris, vanille un gros, un grain de musc, vous pilez ces substances, et faites infuser le tout dans une bouteille avec un demi-setier d'eau de rose pendant quatre jours. On la secoue soir et matin, et on la filtre.

Eau pour fortifier la vue.

Prenez les fleurs de fraisiers ou les feuilles fraîchement cueillies, faites infuser, et bassinez la vue quatre fois par jour. On peut encore se servir du suc de cette plante, qui est très-commune dans les bois et très-souveraine pour la vue : ce remède est excellent.

Fougère mâle.

La poudre des racines de fougère mâle est employée

pour les vers intestinaux, surtout les gros lombres,
on la prend en poudre séchée ou en lavement; on fait
bouillir pendant vingt minutes 30 grammes de poudre
dans un demi-litre pour un bol de tisane. Boire le matin
à jeun.

Eau pour les douleurs.

Mettre dans une bouteille une once de savon, une
once de baume tranquille, une once de gros camphre,
et une once de bonne eau-de-vie, tenir le tout dans
une bouteille bien bouchée, et l'enterrer pendant trois
ou quatre jours dans le fumier de cheval, s'en frotter
la partie malade avec un morceau de flanelle. Éviter
le froid et l'humidité.

Pour les fièvres.

Le plus simple moyen est de prendre un œuf, le
mettre dans un verre de vin blanc tout entier avec sa
coquille pendant douze heures, mettre un linge sur le
verre ou du papier pour que l'air ne pénètre pas.
Après ce temps écoulé, retirer l'œuf avec une cuiller,
'œuf devenant trop mou, faire boire ce vin le matin
à jeun à la personne malade, et la fièvre se trouve
coupée,

J'ai recherché toutes ces recettes sous le règne de
Louis Philippe, et ai fini sous le règne de S. M. l'Em-
pereur Napoléon III.

Paris, ce 14 juin 1865.　　　**L'ESTANG** (ÉTIENNE).

PARIS — TYPOGRAPHIE MORRIS ET Ce, 64, RUE AMELOT